I0772517

Ketogene Diät

Iss was Du willst

Inhaltsverzeichnis

Einleitung

Gibt man im Internet als in der heutigen Zeit üblicherweise erstem Recherche-Tool den Begriff `Ketogene Ernährung´ ein, landet man unweigerlich auch bei Wikipedia und dort bei Low-Carb. Zusammengefasst heißt es dort, der Begriff Low-Carb bezeichne diverse Formen der kohlenhydratarmen Ernährung als Therapie oder Unterstützung bei verschiedenen Krankheiten sowie als Mittel der Gewichtsreduktion[1].

Aufgeführt unter den Low-Carb-Diäten werden u.a. die Ketogene (Keto-) Diät, die Atkins-Diät, die Dukan-Diät, die LCHF-Diät und etliche andere mehr. All diesen gemeinsam ist ein mehr oder weniger weitgehender Verzicht auf Kohlenhydrate, wogegen Eiweiß und Fett als Bestandteil der jeweils speziellen Diätform unterschiedlich gewertet werden.

Jede dieser Ernährungsweisen wird gerne in recht verallgemeinernder Art und Weise von vielen, sogar namhaften, Ernährungsexperten als zu einseitig oder als Fehlernährung verurteilt. Nachweisbar sind jedoch auch viele positive Erfahrungen und Erfolge.

Insbesondere die Ketogene Diät als fettreiche, kohlenhydratarme und eiweißlimitierte Ernährungsart ragt als sehr erfolgreich sowohl bei der Behandlung von Krankheiten, z.B. bei Epilepsie[2], als auch bei der Gewichtsreduktion heraus.

Kapitel 1: Ketogene Ernährung

Die Besonderheiten der Keto-Diät bestehen in ihrem sehr reduzierten Anteil an Kohlenhydraten bis hin zum No-Carb, einer eingeschränkten Eiweiß-Zufuhr und einem sehr hohen Fettanteil. Erreicht werden soll auf der Grundlage einer extrem intensiven LCHF-Diät (Low Carb High Fat) die Ketose, ein natürlicher Stoffwechsel-Zustand höchstmöglicher Fettverbrennung.

Ursprünglich 1921 zur Behandlung von Epilepsie bei Kindern erfolgreich durch Dr. Rawle Geyelin[3] angewandt, hat die Keto-Diät mittlerweile einen noch viel weiteren Wirkungskreis gefunden. Durch ketogene Ernährung werden umfassende positive Veränderungen erzielt, die sich auf den ganzen Körper auswirken. Dazu gibt es im Internet und in vielen Printmedien mannigfaltige Erfahrungsberichte. Speziell sticht hier die Charlie Foundation (www.charliefoundation.org) hervor.

In jedem Fall nicht nur für Einsteiger empfehlenswert zum Lesen sind ferner Seiten wie www.dietdoctor.com (Dr. Andreas

Eenfeldt), www.low-carb-high-fat-de, www.keto-rezepte.de und etliche andere.

Was ist Ketose?

Dieses Buch soll und kann weder medizinisches oder chemisches Grundwissen vermitteln noch in die Tiefe gehende spezielle Fachkenntnisse. Es richtet sich an Menschen, die mit Hilfe einer ketogenen Diät und empfohlenerweise mit ärztlicher Unterstützung ihr Körpergewicht reduzieren wollen. Daher kurz und knapp:

Ketose ist „ein Stoffwechselzustand, bei dem die Konzentration der Ketonkörper im Blut über den Normalwert erhöht ist".[4]

Unter Ketonkörper versteht man drei Verbindungen, die vor allem in katabolen Stoffwechsellagen in der Leber gebildet werden, zu einer Ketose führen können und im katabolischen Zustand die Energiegewinnung stark unterstützen. Es handelt sich um die Ketone oder Ketonkörper

Aceton, Acetessigsäure und Beta-Hydroxybutansäure.[1]

„Ursache einer Ketose ist entweder ein länger andauernder Hungerzustand, etwa beim Fasten, oder eine länger anhaltend niedrige Zufuhr von Kohlenhydraten von weniger als 50 Gramm pro Tag beim Erwachsenen."[5]

Ketose bewirkt, dass der Kalorienbedarf über den Stoffwechsel hauptsächlich aus zugeführtem bzw. im Körper vorhandenen Fett bezogen wird. Der Fettstoffwechsel wird auch als Lipidstoffwechsel bezeichnet. Fette dienen u.a. der Versorgung von Zellen sowie der Muskulatur und einigen Organen, werden aber hauptsächlich gespeichert.

Da der menschliche Organismus Glukose nicht nur aus Zucker und Stärke, mithin Kohlenhydraten, herstellt, sondern auch aus Eiweiß, also Proteinen, ist dafür Sorge zu tragen, dass nicht zu viele Proteinquellen an der täglichen Kalorienzufuhr beteiligt sind. Auf diese Weise gelingt es dem Körper, seine Zellen vor allem mittels der Ketone zu versorgen.

Ketogene Ernährung bedeutet also den Rückgriff auf gespeichertes Fett unter zeitgleicher Reduzierung einer Zufuhr von Zucker und Proteinen.

Was bewirkt Ketose?

Im Zusammenhang mit primären und sekundären Störungen des Fettstoffwechsels können etliche Krankheiten auftreten, z.B. kardiovaskuläre Erkrankungen und Diabetes. Verfechter der ketogenen Ernährung behaupten, Ketose könne helfen, die Entstehung bzw. die Auswirkungen dieser Krankheiten zu unterbinden respektive zu lindern.

Speziell bei der Behandlung einer Diabetes Typ 2 Erkrankung wurden vorteilhafte Erfahrungen gemacht, die u.a. mit der geringeren Zuckerzufuhr zusammenhängen können. Vor allem schien sich die systemische Insulinsensitivität zu verbessern.[6] Während der Durchführung einer Keto-Diät hält sich der Insulin-Spiegel im Blut auf durchgehend niedrigem Niveau, so dass sowohl mit der Nahrung zugeführtes wie auch im Körper bereits gespeichertes Fett vom Organismus leicht verwertet werden kann.

Diese Fettverwertbarkeit macht die ketogene Ernährung so hilfreich bei der Gewichtsabnahme und damit interessant für jeden Abnehmwilligen. Der eigene Körper ist nicht mehr nur eine `Über-Masse´, die es zu reduzieren gilt, sondern wird mittels der Ketose zum besten Freund und Diäthelfer!

In Ketose befindet man sich, wenn die Keton-Konzentration im Blutplasma 2-5 mmol/L erreicht. An dieser Stelle sei noch einmal auf Dr. Andreas Eenfeldt verwiesen, der mit weiteren Experten Werte oberhalb von 3 mmol/L problematisiert.[7]

Je mehr Körpergewicht und Fett im Zuge der ketogenen Ernährung abgebaut werden, umso mehr erhöht sich zugleich die eigene Leistungsfähigkeit sowohl in körperlicher als auch in mentaler Hinsicht. Bemerkenswert daran ist insbesondere, dass die Umstellung auf die sowie die Durchführung der Keto-Diät weitestgehend ohne Hungergefühle erfolgen.

Wie erreicht man Ketose?

In Ketose befindet man sich, wenn der Körper in der Leber Ketone (Brennstoffmoleküle) aus Fett erzeugt. Diesen Zustand erreicht man, indem man sehr wenig Kohlenhydrate sowie nur eine eingeschränkte Menge Proteine zu sich nimmt, so dass eine Umwandlung von Zucker in Glukose nicht stattfinden kann.

`Bei ketogener Kost kommt es im Körper zum Austausch des Brennstoffs, bis fast ausschließlich Fett zur Verbrennung herangezogen wird. Das Insulinniveau sinkt deutlich ab und die Fettverbrennung steigt dramatisch an´, so Robert Schönauer in seinem Artikel `Ketogene Ernährung für Anfänger´.[8]

Mittels spezieller, auch online verfügbarer, Keto-Kalkulatoren kann der persönliche Bedarf an Kalorien unter Einbezug der körperlichen Aktivitäten grundsätzlich relativ einfach berechnet werden, z.B. auf www.lowcarb-community.de. Zusätzliches Tracking und Informieren ist aber zur Befriedigung sehr persönlicher Gelüste sicherlich unerlässlich.

Ob man tatsächlich seinen Ketose-Zustand erreicht hat, lässt sich durch Tests überprüfen. Ketonkörper lassen sich im Urin, in der Atemluft und im Blut nachweisen. Die präzisesten Ergebnisse liefert die Messung von Ketonkörpern im Blut. Für Anfänger geeigneter und darüber hinaus am kostengünstigsten sind erfahrungsgemäß Urinstreifen/ Ketosticks.

Insbesondere wichtig ist, dass man nicht einfach von heute auf morgen versuchen sollte, seine Ernährung auf eine Keto-Diät umzustellen, ohne sich genauestens zu informieren. Die Veränderungen, die der Körper bei und nach der Umstellung durchläuft, sind gravierend. Der Erfolg ketogener Ernährung hängt von vielen Faktoren ab, wobei in jedem Fall vorhandene Krankheiten, eine entsprechende Medikation und der körperliche Fitnesslevel wichtige Kriterien sind.

Kapitel 2: Keto-Diät im Alltag

Ketogene Ernährung für jeden?

Es ist richtig, dass die Menschheit sich in ihrer Entwicklung als Allesesser bewiesen hat. Menschen sind aber nun mal Individuen. Der eine mag kein Fleisch essen, der andere läuft weg, wenn er warme Milch nur riecht! Immer häufiger treten Allergien und Unverträglichkeiten auf.

Wiederholt wurde bereits in allen Medien auf den heilsamen Einfluss der ketogenen Ernährung hingewiesen. Ebenso häufig heben Gegner der Keto-Diät die Risiken und Nebenwirkungen hervor.

Die Behandlung von Krankheiten wie Epilepsie, Diabetes Typ I und II, Alzheimer (Diabetes Typ III), Demenz, Multiple Sklerose, Herz-Kreislauf-Erkrankungen, Krebs bzw. Tumoren steht im Fokus. Ebenso betroffen sind Menschen mit hohen Cholesterin-Werten, Fettleber oder Adipositas.

Vor allem Menschen, die sich wegen akuter Krankheiten oder als Rekonvaleszenten in ärztlicher Behandlung befinden, müssen dringend auf ihre Ernährung achten. Die medikamentöse Einstellung von Patienten basiert auf dem jeweiligen individuellen Zustand und Krankheitsbild. Mit einem plakativen `leb doch ketogen, dann geht es dir bestimmt besser´ ist es hier nicht getan.

Im Gegenteil – betroffene Personen sollten AUF KEINEN FALL einfach auf die ketogene Ernährung umstellen, ohne zuvor Rücksprache mit ihrem Arzt gehalten zu haben!

Auch für grundsätzlich gesunde Menschen ist logischerweise ein Gespräch mit einem Arzt empfehlenswert. Wie will man ohne Laborbefunde eine faktische Veränderung der Körperwerte feststellen? Nur gucken – nicht anfassen? Nein!

Nebenwirkungen

Vor allem zu Beginn der Umstellung auf ketogene Ernährung ist erhöhter Harndrang zu verzeichnen, wobei erhebliche Mengen an Elektrolyten ausgeschwemmt werden. Zu den möglichen Nebenwirkungen zählen Unterzuckerung, Kopfschmerzen, Schwindel,

Übelkeit, Verstopfung/ Durchfall, Müdigkeit, Herzrasen und allgemeine Leistungsschwächen. Ein Begriff in diesem Zusammenhang lautet `Keto-Grippe´.

Die Keto-Grippe tritt ein, weil der Körper auf die eklatante Umstellung von Zuckerverwertung auf Fettverwertung reagiert. Die meisten der aufgeführten Nebenwirkungen lassen sich recht einfach durch gesteigerte Zufuhr von Wasser sowie Salz in den Griff bekommen und lassen erfahrungsgemäß nach einigen Tagen nach.

Ein weiterer unerwünschter Nebeneffekt kann in Krämpfen, z.B. nächtlichen Wadenkrämpfen, bestehen. Diese sind ein eineindeutiger Mangel-Nachweis, speziell in Hinsicht auf Magnesium. Hier kann durch Einnahme entsprechender Präparate leicht Vorsorge getroffen werden. Zu den empfohlenen Nahrungsergänzungsmitteln, und vor allem Sportlern bekannt, zählen u.a. Omega 3, Magnesium, Calcium, Kalium und L-Carnitin.

Generell ist es für jeden ratsam, die Umstellung auf ketogene Ernährung mit einem Arzt zu besprechen. Nur anhand seiner Untersuchungen bzw. der entsprechenden Laborbefunde kann eine optimierte Auswahl und Menge an Nahrungsergänzungsmitteln für Ihren speziellen Bedarf bestimmt werden. Das wird die Nebenwirkungen stark einschränken, die schnelle Umstellung auf ketogene Ernährung sowie das Erreichen der Ketose definitiv begünstigen und Ihnen helfen, von Anfang an die größtmöglichen Erfolge zu erzielen.

Wichtigster Rat zum Schluss: Trinken Sie mindestens 3 Liter täglich, vorzugsweise Wasser oder Kräutertee.

Ketogene Ernährung in der `freien Wildbahn´

Jeder kennt es: Kaum erwähnt man eine Diät hagelt es auch schon von allen Seiten gute Ratschläge, niederschmetternde Erfahrungsberichte, Hänseleien und ein weiteres Stück Kuchen. Mahlzeit!

Wie also soll man sich bei Onkel Kurts Geburtstagskaffee, einer Grillparty der besten Freunde, im Restaurant oder unter Kollegen in der Kantine Keto-gerecht verhalten? Wie verhindert man es, den Gastgebern auf die Füße zu treten oder die Durchführung der Keto-Diät zu erschweren?

Zunächst ist es in den meisten Restaurants absolut in Ordnung, die Bestandteile eines Gerichts zu hinterfragen. Im Groben stehe die schließlich ohnehin schon auf dem Menu. Behandelt man den Kellner des Weiteren als den Experten, gleich nach dem Koch, wird er in der Regel gerne auch spezielle Wünsche nachvollziehen. Insbesondere ist der Verzicht auf kohlenhydratreiche Beilagen wie Pommes und Reis keine Seltenheit mehr.

Und was spricht dagegen, sich auf den Besuch im Restaurant vorzubereiten? Viele Lokale haben mittlerweile eine eigene Homepage oder sind in dem einen oder andere sozialen Netzwerk vertreten. Da ist es doch ein Leichtes, sich vorab über die Speisekarte zu informieren oder eventuell sogar schon vor Betreten des Lokals einen Kontakt herzustellen.

Startet man nicht gerade am Höhepunkt der Essensausgabe eine ernährungsphysiologische Diskussion, ist auch Kantinenpersonal durchaus für bestimmte Wünsche zugänglich. Fragen Sie frühzeitig nach oder sprechen Sie zu einem ruhigeren Zeitpunkt mit der zuständigen Person. Auch ist es möglich, sich Salat vom Buffet zu nehmen, ohne ihn umgehend mit der bereitgestellten Marinade zu ertränken. Wer sollte Sie außerdem daran hindern, sich Ihre eigene mitzubringen?

Im Gegensatz zu diesen fremden Ansprechpartnern, kann es sich ungleich schwieriger gestalten, im Familien- und Freundeskreis seinen Keto-Kopf durchzusetzen. Hier spielen viel mehr Faktoren eine Rolle. Tante Britta hält sich vielleicht für eine begnadete Köchin. Schwester Susanne ist völlig überarbeitet und genervt. Freundin Katja muss dem Grill-Ego ihres Ehemanns gerecht werden.

Nun, halten Sie es doch wie die ollen Römer: Quid pro quo. Zum Familienfest oder für die Grillparty könnte man beispielsweise der Gastgeberin anbieten, Keto-Salate mitzubringen statt der üblichen Flasche Wein. Das verringert deren Arbeitsaufwand und unterstützt Ihre ketogene Ernährung. Stellen Sie nur auf jeden Fall sicher, dass Ihr Mitbringsel wirklich erstklassig ist und schmeckt.

Appellieren Sie an Tante Brittas Ego. Bitten Sie sie schon im Vorfeld um kochtechnischen Rat bei der Zubereitung bestimmter ketogener Rezepte und lassen Sie sie bei der Feier etwas á la Keto zubereiten. So kann sie den Ruhm ernten und Sie können in Ruhe ihr bzw. Ihr Essen genießen.

Keto-Diät und Sport

Dass Sport oder doch wenigstens ein Mindestmaß an regelmäßiger Bewegung für die Gesundheit förderlich ist, ist weithin bekannt. Für einen gesunden Otto-Normalverbraucher mag das auch ausreichend sein.

Athleten und Extremsportler haben andere, viel weitergehende Bedürfnisse. Eines ihrer Probleme zu deren Befriedigung ist die begrenzte Kohlenhydrat-Speicherkapazität des Körpers. Um auch über Stunden, beispielsweise bei Wettkämpfen, in Topform zu sein, muss normalerweise Glukose nachgefüttert werden.

In ihren Untersuchungen zu diesem Thema haben unter anderen zwei Sportmediziner, Dr. Steven Phinney und Dr. Jeff Volek, die Vorteile einer kohlenhydratarmen Ernährung für Sportler festgestellt.[9] Sehr informativ sind auch das Ketose Portal[10] sowie, mit Hinweisen auf Risiken, die Seite www.ketogen-und-fit.de.

Kapitel 3: Ketogene Lebensmittel

Die Hauptbestandteile der Keto-Diät sind Fette, Öle, Proteine, Nüsse, Kerne, Gemüse sowie Milcherzeugnisse und alle haben per se bereits ihre Besonderheiten. Fertiggerichte, Zucker und Light-Produkte sollten definitiv von der Speisekarte gestrichen werden!

Bei immer wieder die Presse überflutenden Meldungen in Bezug auf Gammelfleisch und Co. ist es eigentlich überflüssig zu erwähnen, aber dennoch: Qualität vor Preis und Menge!

Einen Überblick über Keto-Lebensmittel erhält man z.B. auf der Seite www.strong-magazine.com. Allerdings ist er nicht ganz deckungsgleich mit dem, den www.keto-rezepte.de zur Verfügung stellt. Grundsätzlich sollen 60% der täglichen Kalorienzufuhr aus Fett, 35% aus Proteinen und 5% aus Kohlenhydraten stammen und bevorzugt folgende Lebensmittel umfassen:

Fette und Öle

Speisefette und -öle enthalten essenzielle Fettsäuren sowie vor allem Triglyzeride und sind der energiereichste Bestandteil unserer Ernährung. Das Schweizer ´Zentrum der Gesundheit´ stellt auf seiner Internetseite[11] eine sehr gute Übersicht zu Fetten und Ölen zur Verfügung. Dargestellt werden vor allem auch Wirkungen gesättigter und ungesättigter bzw. Omega 3 und Omega 6 Fettsäuren.

Aufgrund ihrer speziellen Zusammensetzungen, auf die hier nicht näher eingegangen wird, sind sie für unsere Ernährung unerlässlich, vgl. auch www.ernaehrungs-umschau.de. Hier nur einige Fette/ Öle in alphabetischer Reihenfolge:

Butter (keine Margarine!)

Distelöl

Erdnussöl

Fischöl

Kokosöl

Leinsamenöl

Olivenöl

Palmöl

Rapsöl

Schmalz (Vorsicht bei Zusätzen wie Äpfeln, Zwiebeln bzw. Grieben)

Sojaöl

Sonnenblumenöl

Für die ketogene Ernährung ist insbesondere eine ausgeglichene Verwendung dieser Fette wichtig. Ein Gleichgewicht aus Omega 3 und Omega 6 Fettsäuren ist z.B. durch einen hohen Anteil an fetten Fischsorten, wie Lachs und Thunfisch, oder die Nutzung von Fischöl erreichbar[12].

Bevorzugt verwendet werden sollten gesättigte und einfach ungesättigte Fettsäuren. Diese sind u.a. enthalten in Eiern, Butter, Avocados und Kokosöl.

Proteine – Fleisch, Fisch, Meeresfrüchte und Eier

Heißgeliebtes Statussymbol oder verpönt aufgrund Massentierhaltung - Fleisch und auch Fisch haben seit jeher die Gemüter bewegt. In Urzeiten waren sie die Proteinquellen schlechthin und werden vor allem mit der Paleo-Diät heute wieder so natürlich wie möglich genossen.

Die Atkins-Diät erlaubt sogar so viel Fleisch und Eier, wie das Herz oder der Magen es begehren, wird dafür aber seit langem trotz durchaus beachtlicher Erfolge beim Abnehmen als gefährlich eingestuft. Als zu hoch haben sich mögliche Nebenwirkungen wie die Erhöhung der Blutfettwerte, eine ungesunde Belastung der Nieren und das Gichtrisiko aufgrund der hohen Menge an Ketonkörpern erwiesen.

Wie geht nun die Keto-Diät mit tierischen Proteinen um? Hier geht es doch auch um Ketonkörper, deren Entstehung sogar bewusst gefördert wird? Im Unterschied zu Atkins und Co. besteht das Ziel im Erreichen der Ketose, wobei ein zu hoher Konsum tierischer Proteine als eher hinderlich angesehen wird. Es dürfen also nicht auf Teufel komm raus tierische Proteinquellen in allen Varianten und Mengen verputzt werden.

Zwar sind Speck und Burger erlaubt, aber vorrangig geht es um den Genuss von qualitativ hochwertigem Fleisch und Fisch etc. in moderatem Umfang. Biofleisch, Wild und Fisch aus nachhaltiger Zucht sind zu bevorzugen. Der World Wide Fund For Nature liefert unter www.wwf.de/fischratgeber sogar einen Einkaufsführer nebst App mit Darstellungen der wichtigsten Fischarten und ihrer Bestände.

Wichtig beim Verzehr von Meeresfisch ist der darin enthaltene Jodanteil insbesondere im Zusammenhang mit Schilddrüsenerkrankungen. Deutschland gilt als Jodmangel-Gebiet. Wer also unter einer leichten Unterfunktion bzw. Hypothyreose leidet, kann seine Werte durch den häufigeren Genuss von z.B. Seelachs, Kabeljau und Schellfisch sowie Muscheln und Krustentieren grundsätzlich verbessern. Ebenfalls sinnvoll kann das Würzen mit Jodsalz sein. Unerlässlich bleibt aber trotzdem der Gang zum Arzt!

Hier eine kurze Darstellung zu tierischen Proteinquellen[12]:

Proteine: Fleisch und Fisch	Kcal	Fett (g)	Netto KH (g)	Protein (g)
Bacon, 1 Scheibe (~ 8g), gebacken	44	3.5	0	2.9
Schinken, geräuchert, 30g	50	2.6	0	6.4
Wiener, 30g	92	8.5	0.5	3.1
Schweinekotelett, mit Knochen, 30g, gekocht	65	4.1	0	6.7
Schweinerippchen, 30g, geschmort	102	8.3	0	6.2
Rinderhack, 30% Fett, 30g	77	5.1	0	7.1
Rumpsteak, 30g	56	2.7	0	7.6
Lamm, Hack, 30g, gekocht	80	5.6	0	7
Lammkotelett, knochenfrei, 30g, gekocht	67	3.9	0	7.3
Wild, geschmort, 30g	42	1	0	8
Hühnchen, weißes Fleisch, 30g	49	1.3	0	8.8
Hühnchen, dunkles Fleisch, 30g	58	2.8	0	7.8
Truthahnbrust, 30g, geschmort	39	0.6	0	8.4
Shrimps, 30g, gekocht	28	0.1	0	6.8
Thunfisch, 30g, gekocht	52	1.8	0	8.5
Fisch, roh, Flunder, 30g	20	0.6	0	3.5
Fisch, roh, Seezunge, 30g	20	0.6	0	3.5
Fisch, roh, Lachs, 30g	40	1.8	0	5.6
Ei, 50 g	72	4.8	0.4	6.3

Gemüse

In jeder gesunden Ernährung ist Gemüse als grundlegende Basis zu betrachten. Trotzdem gilt es, einige Besonderheiten zu beachten. Speziell für Low-Carb-Diäten, und damit besonders für die Keto-Diät, gilt ein Verzicht auf `schwere´ Kohlehydrate. Das Besondere der Keto-Diät ist, dass pro Tag sogar nicht mehr als 50g Kohlenhydrate vorgesehen sind.

Als Beilage oder Hauptgericht sind z.B. Kartoffeln enorm beliebt. Leider sind sie aber auch extrem stärke- bzw. zuckerhaltig. Dasselbe gilt auch für viele oderirdisch wachsende Nahrungspflanzen wie Getreidesorten, Reis und Hülsenfrüchte – allesamt sind in der ketogenen Ernährung deutlich zu vernachlässigen bzw. zu meiden!

Die guten Neuigkeiten sind: für die Keto-Diät eignet sich grundsätzlich fast jedes andere, insbesondere grüne und überirdisch wachsende Gemüse. Hervorragende Low-Carb-Lieferanten sind u.a. Blattsalate, Spinat, Spargel, Pilze, Paprika, Tomaten, grüne Bohnen, Gurken und alle Kohlarten.

Eine Zwischenstellung nehmen dagegen Karotten und Zwiebeln ein. Auch diese Gemüsearten enthalten relativ viele Kohlenhydrate.[12]

Gemüse (30g)	Kcal	Fett (g)	Netto KH (g)	Protein (g)
Feldsalat	4	0.06	0.3	0.4
Romanasalat	5	0.1	0.3	0.4
Sellerie, roh	5	0	0.3	0.7
Gurke, eingelegt	3	0	0.4	0.2
Spinat, roh	7	0.1	0.4	0.8
Blumenkohl, gekocht	7	0.1	0.5	0.5
Avocado	47	4.4	0.6	0.6
Champignons, roh	6	0.2	0.6	0.9
Spargel, gekocht	6	0.1	0.6	0.7
Paprika, grün	6	0	0.8	0.2
Tomate, roh	5	0	0.8	0.3
Gurke, roh	4	0	1	0.2
Broccoli, gekocht	10	0.1	1.1	0.7
Grüne Bohnen, gekocht	10	0.1	1.3	0.5
Zwiebel, grün, roh	9	0	1.3	0.5
Karotten, roh	10	0	1.5	0.01
Zwiebel, weiß, roh	11	0	2.1	0.3
Zuckererbse, gekocht	24	0	2.8	1.5
Kürbis, gebacken	16	0	2.9	0.3
Schalotten, roh	20	0	3.9	0.7

Interessant für urbane Gärtner ist in diesem Zusammenhang die relativ einfache Aufzucht von Kräutern aller Art, Feldsalat, Pflücksalat, Spinat und Co. in Blumenkästen. Auch Naschgemüse, z.B. Cocktail-Tomaten und Paprika, oder sogar kugelige Zucchini und Auberginen sind immer mehr im Kommen und können prima auf dem Balkon in Kübeln gedeihen, sofern für ausreichend Sonne gesorgt ist.

Die größte Gruppe geeigneter Gemüse umfasst alle Kohlsorten. Auch wenn Deutsche in früheren Zeiten gerne etwas abschätzig als

`Krauts´ bezeichnet wurden, werden spätestens seit der Kohlsuppen-Diät Kohl und (Sauer-)Kraut für ihren hohen gesundheitlichen Wert, ihre Geschmacksvielfalt und die unglaubliche Variabilität in der Zubereitung sehr geschätzt.

Eine Auswahl der beliebtesten Arten umfasst Blumenkohl, Broccoli, Rotkohl, Romanesco, China- und Spitzkohl, Kohlrabi, Wirsing, Grün- und Rosenkohl, um nur einige zu nennen. Viele, zumindest der älteren unter uns, kennen diese Gemüse von den Sonntagsessen mit der Familie.

Wirsingrouladen, Grünkohl mit Kasseler und Mettwürstchen (Pinkel), mit Käse überbackener Rosenkohlauflauf, Blumenkohl mit Spiegeleiern und Sauce Hollandaise, Kohlrabi als Rahmgemüse zum Kotelett – wem läuft da nicht das Wasser im Munde zusammen?

All diese Gerichte lassen sich u.a. durch Verwendung von Sahne in der Sauce anstelle einer Mehlschwitze und durch simplen Verzicht auf stärkehaltige Beilagen wie Kartoffeln etc. wunderbar in LCHF-Rezepte umwandeln und so nach weiteren Anpassungen entsprechend dem persönlichen Bedarf in die Ketogene Ernährung einfügen.

Milcherzeugnisse

Sind in den Supermärkten die Regale auch noch so voll mit Magermilch, Magerquark und Magerjoghurt – für die Keto-Diät sind sie nicht geeignet. Im Gegenteil werden gerade die Vollfettvarianten bevorzugt. Sahne und cremiger Frischkäse sind nicht nur die gehaltvolleren Proteinträger, sondern vor allem wunderbare Geschmacksträger beim Kochen, z.B. eines Gemüseauflaufs.

Statt des fettreduzierten Käseaufschnitts sollte lieber zu Camembert, Brie und Cheddar gegriffen werden. Von vielen Sorten gibt es eine leichtere und eine Vollfettvariante. Probieren Sie einmal beide Sorten im direkten Vergleich. Der Geschmack eines fertigen Magerkräuterquarks wird in keinem Fall an Sahnequark mit frischen Kräutern heranreichen. Greifen Sie also zu Vollmilch, Mascarpone und Blauschimmelkäse und bereiten Sie die köstlichsten Gerichte daraus zu!

Von speziellem Interesse dürften in diesem Kontext die Käseverordnung, zu finden auf https://www.gesetze-im-internet.de/k_sev/KäseV.pdf, und speziell die

§§ 5 Fettgehaltsstufen und 6 Käsegruppen sein.

Nüsse und Kerne

Um den angestrebten bis zu 70% hohen Fettanteil bei der täglichen Zufuhr an Kalorien zu erreichen, sind Nüsse und Kerne fast unerlässlich. Allerdings ist Vorsicht bei der Menge geboten, da sowohl Nüsse als auch Kerne echte Kalorienbomben sein können. Darüber hinaus warten sie auch mit einem nicht unwesentlichen Anteil an Kohlenhydraten auf. Exemplarisch als Vergleich hier einige der beliebtesten Sorten in alphabetischer Reihenfolge:[12]

Nüsse und Kerne (30 g)	Kcal	Fett (g)	Netto KH (g)	Protein (g)
Cashews	160	13	7	5
Erdnüsse	157	13	3	7
Haselnüsse	176	17	2	4
Kürbiskerne	159	14	1	8
Macadamia	203	21	2	2
Mandeln	170	15	3	6
Paranüsse	186	19	1	4
Pekanuss	190	20	1	3
Pinienkerne	189	20	3	4
Pistazien	158	13	5	6
Sesam	160	14	4	5
Sonnenblumenkerne	150	11	4	3
Walnüsse	185	18	2	4

Obst

Grundsätzlich enthalten alle Obstsorten sehr viel Fruchtzucker und sollten eher gemieden werden. Beeren allerdings sind, wie u.a. von Karen Wiltner auf www.living-keto.de dargelegt, in Maßen erlaubt. Als Richtwert gilt `eine Hand voll´, z.B. Brombeeren, Heidelbeeren, Himbeeren, Erdbeeren, Johannisbeeren, Holunderbeeren, Preiselbeeren und Stachelbeeren. Ebenfalls unter diese Maßgabe fallen Cranberries, Papaya, Sanddorn und Zitronen.

Zucker, Honig und Süßstoffe

Vor dem Verzehr jedweder Form von Zucker und Süßigkeiten sollten im Kopf eigentlich sämtliche Warnsignale auch ohne Keto-Diät auf knallrot schalten. Wir alle wissen, dass Zucker schädliche Auswirkungen auf den Körper mit sich bringt, Krankheiten und Übergewicht verursacht. Spätestens mit dem im Oktober 2015 in den Kinos erschienen Film `Voll verzuckert. That Sugar Film´ von Damon Gameau wurde uns das drastisch vor Augen geführt.

In der ketogenen Ernährung spielt Zucker nur eine Rolle, nämlich die eines nicht anwesenden Darstellers. Für Zucker, ob raffiniert, z.B. im Tee oder einem Müsli, als Honig, Süßigkeit, Kuchen oder in Limonade oder Sirup, gilt ab jetzt rigoros: Nein danke! Dasselbe gilt für Süßstoffe.[8]

Vertretbar sind dagegen Stevia, Erythrit (Erythritol), Sukrin und Xylit (Xucker).

Getränke

Hier In jedem Fall erlaubt sind Kaffee, schwarzer Tee, grüner Tee, Matcha und Kräutertee.

Wasser mit oder ohne Kohlensäure lässt sich nicht nur für die Keto-Diät hervorragend in köstliche Getränke verwandeln. Durch Zugaben, z.B. von frischen Minzblättern, Zitronen- oder Gurkenscheiben, Ingwer oder einer Mischung mit Kokoswasser, beweist Wasser geschmacklich eine hohe Wandlungsfähigkeit und bleibt doch immer gesund.

Als Getränk gelten natürlich auch Smoothies, z.B. zum Frühstück statt fester Nahrung, Milchshakes, Mixgetränke mit Kokosmilch oder Trinkjoghurt. Hierfür lassen sich auch prima die erlaubten Beeren verwenden. Klassisch lecker sind außerdem Säfte aus Tomaten und etlichen Gemüsesorten. Beachtet werden sollte aber auch hier explizit der Gehalt an Kohlenhydraten, um nicht versehentlich aus der Ketose zu fallen.

Sehr leckere Rezepte finden sich auf diversen Seiten im Internet, z.B. auf www.ketofix.de. Speziell zu empfehlen für besondere Anlässe sind die Rezepte für Glühwein aus der Low-Carb-Küche und Irish-Coffee, zu finden auf www.Ichf-deutschland.de – hmmmm!

Generell gilt für den Genuss von Alkohol aufgrund des hohen Zuckergehalts besondere Vorsicht. Gestatten Sie sich nur wirklich selten ein Gläschen und dann auch nur, wenn es sich um trockenen Wein oder klare Schnapssorten handelt. Sollte Ihr Ziel die Gewichtsabnahme sein, ist Alkohol ein sehr schwerwiegendes Hemmnis. Der Fettabbau wird verhindert und insbesondere Frauen erleben am Tag danach sehr häufig unangenehme Einlagerungen in Händen und Füssen. Also lieber Finger weg!

Kapitel 4: Vorräte, alternative Rezeptideen und Tipps

Bei der Flut an Rezepten, die mittlerweile für jeden Anlass und zumeist sogar auch kostenfrei im Internet zur Verfügung stehen, ist eher überflüssig, selbige zu wiederholen oder gar abzuschreiben. Sehr lesenswert und umfassend informativ sind Seiten wie www.keto-rezepte.de und www.ketofix.de, die auch sehr leckere Rezepte für Vegetarier und Veganer bereitstellen.

Stattdessen soll hier auf eine veränderte Bevorratung sowie auf alternative Zubereitungen einiger beliebter Rezepte eingegangen werden.

Bevorratung

Waren Keller, Kühltruhen und Schränke bislang gerne gefüllt mit Reis, Nudeln, Kartoffelpüree, Fertiggerichten und Aufbackbrötchen, wird der Platz nun für keto-gerechte Vorräte benötigt. Beispielsweise gilt für bestimmte

Gemüsesorten langfristig der Keller als kühlste trockene Lagerstätte. Vorrangig finden wir dort üblicherweise Kartoffeln, Zwiebeln und Steinobst. Schade, das sind genau die Lebensmittel, denen die ketogene Ernährung keine Daseinsberechtigung einräumt.

Auch kennt bestimmt jeder das Problem, dass genau dann, wenn man den Kochlöffel schwingen möchte oder muss, exakt die Lebensmittel, die man benötigt, leider aufgebraucht sind. Also ist auch im Wocheneinkauf der aktuelle Vorrat im Hinterkopf zu behalten. Und wer sich bisher noch nicht mit Kochen und Backen auseinandergesetzt hat, sollte sich jetzt tunlichst damit befassen.

Aus gegebenem Anlass hat unlängst das Bundesamt für Bevölkerungsschutz und Katastrophenhilfe dazu aufgerufen, Vorräte anzulegen. Neben warmen Decken, Kerzen und Bargeld gehören dazu auch Lebensmittelvorräte für 14 Tage (www.bbk.bund.de: `Meine persönliche Checkliste´). Angegeben werden u.a. auch die pro Person erforderlichen Mengen der jeweiligen Nahrungsmittel. Explizit wird darauf hingewiesen, nur solche Vorräte einzulagern, die auch tatsächlich im Normalfall konsumiert werden.

Berücksichtigt werden müssen also besondere Vorlieben und auch Diäten. Mit den üblichen Grundnahrungsmitteln, wie Weizenmehl, Kartoffeln oder dem Spaghetti-Bolognese-Set ist es nämlich gerade bei der ketogenen Ernährung nicht getan. Was also gehört in die Keto-Vorratskammer?

- Trockenlagerung

Relativ einfach trocken lagerbar sind natürlich Lebensmittel in Gläsern, Dosen, Flaschen und Tüten. Dazu gehören für die Keto-Diät selbstverständlich:

verschiedenste Öle, vor allem MCT-Öl

Oliven

Essig (Achtung: Balsamico wird aus Most, also Obst hergestellt!)

Salatmarinaden auf Essigbasis

Nüsse/ Nusspasten und Kerne

Tomaten: getrocknet oder passiert bzw. als Mark (Vorsicht: Zucker) hochwertiges Kakaopulver bzw. Schokolade mit mindestens 70% Kakaogehalt

Brühwürfel

Salz, Trockengewürze und -kräuter sowie Extrakte, z.B. Vanille

Flohsamenschalen

Saucen und Pestos (Vorsicht: Zucker)

Kaffee und Tee

Wasser

Nahrungsergänzungsmittel

Trocken lagerbar sind ferner getrocknete bzw. geräucherte Proteinquellen, wie Beef Jerky und Salami, sowie verschiedene Low-Carb-Mehlsorten, z.B. aus Mandeln, Kokos, Soja, Leinsamen, Kürbiskernen, Süßlupinen oder Kastanien. Auch selbstgemachte Gemüsechips, z.B. aus Zucchini, Süßkartoffeln oder Rote Bete, halten sich in Bügelverschlussgläsern recht gut.

In Steinguttöpfen, ganz nach alter Väter Sitte, lassen sich durch Milchsäuregärung haltbar gemachte Lebensmittel sogar über recht lange Zeiträume gut halten. Bekanntestes

Beispiel als hervorragender Vitamin-C-Spender ist Sauerkraut. Für diese Konservierungsmethode geeignet sind aber auch Rotkohl, Paprika, Kohlrabi, Blumenkohl, grüne Bohnen und etliche andere Gemüsesorten. Für Hobbyköche also ein weites Betätigungsfeld.

Fleisch, z.B. Frühstücksfleisch, in Dosen enthält zumeist Zucker. Damit fällt es schlicht und ergreifend komplett weg!

Käse außerhalb eines Kühlschranks aufzubewahren ist grundsätzlich möglich, aber die Haltbarkeit ist deutlich begrenzt. Stellen Sie mal versuchsweise einen noch nicht angebrochenen Käse, wie einen kleinen Camembert, in einer Käseglocke oder eingeschlagen in ein sauberes Tuch im Römertopf in den Keller und kontrollieren Sie die Veränderungen. Je nach Sorte winken Ihnen nach einigen Tagen, vielleicht auch erst Wochen, blaue, grüne und weniger hübsch gefärbte Schimmelpilze entgegen – huch!

- Tiefkühllagerung

In das Tiefkühlfach gehören zunächst nur die gefroren aufzubewahrenden Lebensmittel für die nahe Zukunft. Glücklich, wer eine

Tiefkühltruhe sein Eigen nennt und so seine Vorräte längerfristig anlegen kann. Zu diesen Vorräten gehören natürlich Fleisch, Fisch, Meeresfrüchte, selbst hergestellte Backwaren aus Keto-konformen Zutaten und auch frisches, vorzugsweise schon geputztes, Gemüse.

Beim Einfrieren von Käse gilt es, vor allem dessen Sorte zu beachten. Nicht jeder Käse eignet sich für diese Art der Aufbewahrung und der Geschmacksverlust ist nicht von der Hand zu weisen. Am besten geeignet sind fettreiche Hartkäse am Stück also mit Rinde, die bei vakuumierter Verpackung das Frosten relativ gut überstehen. Weitere Informationen zu Käse erhalten Sie über www.das-kaesewerk.de.

Weiche Käsesorten werden beim bzw. nach dem Auftauen zu wirklich ekliger Pampe – das ist ein unangenehmer Erfahrungswert, ersparen Sie sich den Test! Für alle anderen Käsesorten bleibt wohl nur übrig, sich eine angemessene Höhle zu suchen...

Zusammenfassend ist vor allem wichtig, die Vorratshaltung gut zu organisieren, z.B. durch regelmäßige Kontrollen und den Austausch älterer gegen neue Lebensmittel, um immer auf dem aktuellen Stand zu sein.

Das liest sich jetzt wie anstrengende Arbeit, ist aber eine reine Gewohnheitssache. Nach dem Einkaufen die neueren Produkte im Regal nach hinten stellen, ist doch eh bekannt. Genau so hält man es nun auch im `Keto-Lager´.

Alternative Rezeptideen für einstige Lieblingsspeisen

Die Durchsicht dutzender Keto-Diät-Seiten sowie etlicher Rezeptsammlungen ergibt ganz klar, dass ketogene Ernährung an sich nicht unbekannt ist und ein reger Austausch herrscht! Theoretisch sollte hier jeder Gaumen fündig werden.

Was ist aber, wenn man sich an ein Gericht `von früher´ erinnert und es nicht mehr aus dem Kopf bekommt? Brot und Nudeln sind z.B. Lebensmittel, auf die viele nur schwer verzichten können. Dasselbe gilt für Pizza oder Curry-Wurst mit Pommes rot weiß. Und das Marmeladenbrötchen am Sonntagmorgen zum Frühstück. Oder viele andere Leckereien.

Das könnte zum gravierenden Hindernis dabei werden, die Keto-Diät durchzuhalten, nicht wahr? Und ist vielleicht auch der Grund, warum Sie sich noch nicht dafür haben entscheiden können, strikt ketogen zu leben.

Verlieren Sie nicht den Mut, es gibt in den allermeisten Fällen Abhilfe. Schreiben Sie, vorzugsweise bevor Sie auf die ketogene Ernährung umsteigen, eine Liste der Nahrungsmittel und Gerichte, auf die zu verzichten Ihnen besonders schwerfallen würde, und probieren sie diese in einer keto-gerechten Form aus. Das erleichtert deutlich den Einstieg in die Keto-Welt.

Brot, als erstes Beispiel, lässt sich hervorragend aus verschiedensten Mehlsorten herstellen. Zu nennen wären Sorten wie Mandelmehl, Kokosmehl, Sojamehl, Leinsamenmehl, Kürbiskernmehl, Süßlupinenmehl oder Kastanienmehl. Sehr gute Brot-Rezepte zur Verwendung dieser Sorten finden Sie u.a. auf www.keto-rezepte.de. Das Walnussbrot ist wirklich lecker!

Ketogener Käsekuchen kann durchaus auf einen Boden verzichten. Falls Sie das nicht können, lesen Sie doch mal www.lchf-deutschland.de/kaesekuchen-aus-der-keto-kueche/.

Für Pizza-Liebhaber wäre wohl eher die Keto Pizza Prosciutto E Salame etwas, deren Rezept auf www.living-keto.de zu finden ist.

Als Ersatz für Nudeln könnten eventuell Shirataki Nudeln herhalten, die in Amerika – wo sonst? – als Miracle Noodles bezeichnet werden. Oder man stellt seine eigenen Nudeln her, wie im Rezept auf www.lchf-deutschland.de/lchf-nudeln-mit-blauschimmelsauce-aus-der-keto-kueche/ beschrieben. Auch für Reis gibt es eine Shirataki-Version.

Anstelle von Kartoffeln lassen sich eventuell Süßkartoffeln verwenden. Das sollte aber nicht ausufern, sofern Sie ihre Ketose nicht ernsthaft gefährden wollen. Als Ersatz für Kartoffelbrei passt meist ein Püree aus Blumenkohl oder Kürbis sehr gut.

Falls Ihr Ehrgeiz jetzt geweckt ist, schauen Sie sich doch auch einmal gezielt in Rezepten fremdländischer Küche um. Gerade im asiatischen Raum sind das Kochen mit Kokosmilch sowie -öl, Ingwer, verschiedensten Gewürzen und vor allem Fisch weit verbreitet.

Nicht unerwähnt bleiben sollten die in anderen Länderküchen zum Einsatz kommenden Gewürzmischungen. Sie sind unglaublich vielfältig und geben vielen einfachen Gerichten erst den richtigen Pepp. Indische Curry-Gewürze, Garam Masalas, oder auch Zusammenstellungen aus der Cajun-Küche bereichern auch noch das langweiligste Huhn.

Als generelle Fundgruben für sehr, sehr leckere Rezepte sind u.a. folgende Seiten zu empfehlen:

www.ketofix.de

www.keto-rezepte.de

www.lchf-deutschland.de

www.ketoseportal.de

www.ketocal.de

www.chefkoch.de

Tipps gegen Heißhunger

Da ist es wieder, das alte Problem. Am liebsten hätte man jetzt diesen Schokoriegel. Oder das leckere Croissant. Und im Tee sollte eigentlich Kandis knistern. Ketogene Alternative hin oder her – der Hieper ist da! Heißhunger hat schon bei den letzten Diäten für das finale Versagen gesorgt. Das darf nicht wieder passieren.

Wie verhindert man Heißhunger? Warum entsteht Heißhunger überhaupt? Ist das nicht reine Kopfsache? Nicht ganz. Die bewusste Unterernährung mit Kohlenhydraten ist die Wurzel des Übels, genauer der Glukosemangel im Blut. Das vergeht nach ein paar Tagen, wenn sie in der Ketose sind. Bis dahin aber hilft nur Zähne zusammenbeißen, viel trinken und genau verstehen lernen, was der kleine Mann im Ohr denn nun eigentlich wirklich von Ihnen will.

Könnte es sein, dass Sie einfach müde sind? Genervt? Überarbeitet oder vielleicht gelangweilt? Es gibt die unterschiedlichsten Gründe, warum Menschen zu Süßigkeiten greifen. Manchmal ist es sogar anerzogen. Für eine gute Note in der Schule z.B. gab es eine Tafel Schokolade und das hat man im Studium dann gleich weiter so gemacht.

Eine Möglichkeit, sich selbst zu disziplinieren, bietet NLP (Neurolinguistische Programmierung). Ein weites Thema, zugegeben. Nichts desto weniger kann es helfen, bestimmte Verhaltensweisen abzustellen, und dabei unterstützen, sich neue Routinen anzueignen, z.B. ein anderes Belohnungssystem oder regelmäßige Spaziergänge. Auch Meditationstechniken sind hilfreich. Und das Wissen, dass das Erreichen der Ketose Sie viel mehr belohnen wird als eine doofe Praline!

Schlusswort

Ja, Abnehmen ist mit der Keto-Diät vergleichsweise schnell machbar. Man verliert sehr schnell eingelagertes Körperfett und kann damit grundlegend die eigene Gesundheit fördern. Nicht von der Hand zu weisen sind aufgrund der vielfachen positiven Erfahrungsberichte auch die steigende körperliche und geistige Leistungsfähigkeit.

Zu berücksichtigen ist aber auch, mit welcher Grundeinstellung man sowohl in körperlicher und mentaler bzw. generell gesundheitlicher Hinsicht, an die ketogene Ernährung herantritt. Ob eine so einschneidende Veränderung also wirklich jedermanns Sache ist, sollte genauestens überdacht und mit Experten abgesprochen werden.

Ketogene Ernährung bringt viele positive Veränderungen mit sich. Nebenbei mal eben ein paar Tage lang ketogen leben, das funktioniert allerdings nicht. Die Keto-Diät ist kein Hobby, sondern eine die eigene Gesundheit eklatant beeinflussende, sehr ernst zu nehmende Umstellung der Ernährung und damit eine grundsätzliche Veränderung der gesamten Lebensweise!

Sie möchten von jetzt an trotz aller Bedenken und Schwierigkeiten ketogen leben? Sie halten die ketogene Ernährung für Ihren Weg und wollen sich voll darauf einlassen? Willkommen in der Keto-Welt, Hut ab, viel Erfolg und gute Gesundheit!

Quellen

1 www.Wikipedia.de

2 www.ketocal.de

3 https://health36onow.mn.co/posts/833182

4 www.foodpunk.de

5 Eric Westman: `Is dietary carbohydrate essential for human nutrition´ in The American Journal of Clinical Nutrition

6 deutsch.medscape.com

7 www.dietdoctor.com

8 www.Ichf-deutschland.de

9 www.artandscienceoflowcarb.com

10 https://ketoseportal.de/ketogene-diaet-sportler/

11 www.zentrum-der-gesundheit.de

12 www.keto-rezepte.de

13 www.fid-gesundheitswissen.de

Zum Abgleich der Quellen untereinander und zur vertiefenden Information wurden ferner berücksichtigt:

https://gesundheitsberater.de

www.ketofix.de

www.dge.de (Deutsche Gesellschaft für Ernährung)

www.apotheken-umschau.de

www.netdoktor.de

www.low-carb-high-fat.de

www.paleo360.de

symptomat.de/Fettstoffwechsel

www.fid-gesundheitswissen.de

www.artandscienceoflowcarb.com

https://ketoseportal.de/ketogene-diaet-sportler/)

www.ketogen-und-fit.de

Impressum

Text: Copyright © 2018 by Libros Trading Ltd

Business Center

Dubai World Center

P.O. Box 390667

Alle Rechte vorbehalten.

Nachdruck oder Kopieren, auch auszugsweise, ist ohne Erlaubnis des Autors nicht gestattet.

Fotos: © Anna/ https://stock.adobe.com/stock-photo/thin-and-fat-woman-before-and-after-weight-loss/131353889

Wichtiger Hinweis:

Die in diesem Buch enthaltenen Informationen dienen ausschließlich informativen Zwecken und dürfen unter keinen Umständen als Ersatz für eine professionelle Beratung oder Behandlung durch ausgebildete und anerkannte Ärzte angesehen werden. Diese beinhalten keinerlei Empfehlungen bezüglich bestimmter Diagnose- oder Therapieverfahren. Die Inhalte dürfen niemals als eine Aufforderung zur Selbstbehandlung oder als Grundlage für Selbstdiagnosen und -medikation verstanden werden. Die Informationen spiegeln lediglich die Meinung des Autors wieder. Der Autor übernimmt für die Art oder Richtigkeit der Inhalte keine Garantie, weder ausdrücklich noch impliziert.

Sollten Inhalte des Buches gegen geltendes Recht verstoßen, dann bittet der Autor um umgehende Benachrichtigung. Die betreffenden Inhalte werden dann umgehend entfernt oder geändert.

Haftung für Links

Das Buch enthält Links zu externen Webseiten Dritter, auf deren Inhalte wir keinen Einfluss haben. Deshalb können wir für diese fremden Inhalte keine Gewähr übernehmen. Für die Inhalte der verlinkten Seiten ist stets der jeweilige Anbieter oder Betreiber der Seiten verantwortlich. Die verlinkten Seiten wurden zum Zeitpunkt der Verlinkung auf mögliche Rechtsverstöße überprüft. Rechtswidrige Inhalte waren zum Zeitpunkt der Verlinkung nicht erkennbar. Eine permanente inhaltliche Kontrolle der verlinkten Seiten ist jedoch ohne konkrete Anhaltspunkte einer Rechtsverletzung nicht zumutbar. Bei Bekanntwerden von Rechtsverletzungen werden wir derartige Links umgehend entfernen.

* 9 7 8 1 9 8 3 7 3 7 9 6 1 *